ÉTUDE CLINIQUE

SUR

LE MASSAGE

APPLIQUÉ AU TRAITEMENT DES

FRACTURES JUXTA-ARTICULAIRES

PAR

LE D' RAFIN

Ex-interne des hôpitaux de Lyon,
Ex-chef de clinique chirurgicale à la Faculté de médecine,
Membre de la Société des sciences médicales.

PARIS

LIBRAIRIE J.-B. BAILLIÈRE ET FILS
19, RUE HAUTEFEUILLE, 19
Près du boulevard Saint-Germain.

1888

DU

MYXOME DIFFUS DU TISSU CELLULAIRE DES MEMBRES

Thèse inaugurale, Lyon, 1885
(Mention honorable de la Faculté).

NOTE

SUR UN CAS DE FRACTURE DE LA ROTULE

TRAITÉE SANS IMMOBILISATION
PAR LA COMPRESSION, LE MASSAGE ET LES MOUVEMENTS
DE L'ARTICULATION

(*Lyon Médical,* septembre 1886).

ÉTUDE CLINIQUE

SUR

LE MASSAGE

APPLIQUÉ AU TRAITEMENT DES

FRACTURES JUXTA-ARTICULAIRES

PAR

LE Dr RAFIN

Ex-interne des hôpitaux de Lyon,
Ex-chef de clinique chirurgicale à la Faculté de médecine,
Membre de la Société des sciences médicales.

———◆✕◆———

PARIS

LIBRAIRIE J.-B. BAILLIÈRE ET FILS

19, RUE HAUTEFEUILLE, 19

Près du boulevard Saint-Germain.

—

1888

ÉTUDE CLINIQUE

SUR

LE MASSAGE

APPLIQUÉ AU

TRAITEMENT DES FRACTURES JUXTA-ARTICULAIRES

J'ai présenté il y a deux ans, à la Société des sciences médicales de Lyon, un malade du service de M. le professeur L. Tripier, qui, atteint de fracture de la rotule, avait été traité sans les appareils immobilisateurs ordinaires, par la compression, le massage et les mouvements articulaires hâtivement provoqués.

J'ai publié son observation avec quelques réflexions dans le *Lyon Médical* (5 septembre 1886).

Ce traitement avait été institué à la suite d'une communication du professeur Tilanus d'Amsterdam, au premier congrès de chirurgie.

Frappé des résultats annoncés par ce savant chirurgien, et, d'autre part, préparé depuis longtemps à accepter ses conclusions, en raison des résultats que le massage lui avait permis d'obtenir dans le traitement des entorses et de diverses raideurs articulaires, M. Tripier n'avait pas hésité à appliquer cette méthode dès que l'occasion s'en était présentée.

Le résultat obtenu dans cette circonstance avait été véritablement frappant.

Pendant que notre malade était en traitement, Lucas-Championnière venait annoncer à la Société de chirurgie (séance du 30 juin 1886) que depuis deux ans il employait dans les fractures juxta-articulaires un traitement analogue. Non seulement il ne se servait plus d'appareil immobilisant d'une façon absolue et prolongée, mais il massait et mobilisait les régions traumatisées. L'observation de nombreux cas d'entorses tibio-tarsiennes prétendues simples, quoique compliquées de fractures, et, en raison de cette erreur traitées avec avantage, du reste, par le massage, l'avait amené à user de ce mode de traitement.

Ce chirurgien distingué, nous tenons à le spécifier dès à présent, afin de montrer les nuances qui distinguent sa manière de faire de la nôtre, n'a pas appliqué le massage avec la même rigueur à toutes les fractures voisines des articulations. « Pour les fractures à grand foyer, dit-il, j'ai fait au début plutôt des mouvements communiqués qu'un massage immédiat. Pour les fractures de l'olécrâne, de l'extrémité supérieure de l'humérus, d'un condyle, j'ai provoqué des mouvements dès le début, et je n'ai fait le massage que vers la troisième semaine. Pour les fractures du radius et du péroné j'ai fait le massage dès la première semaine. »

La communication de Lucas-Championnière ne passa pas inaperçue ; bien au contraire, elle fut suivie de diverses discussions dans les séances ultérieures.

Marc Sée (séance du 7 juillet) fait remarquer « que les raideurs articulaires que laissent les fractures, les adhérences tendineuses, les rigidités du tissu conjonctif interstitiel, sont dues principalement aux épanchements sanguins ou séreux qu'elles déterminent dans leur voisinage, épanchements qui, par leur seule présence, provoquent des inflammations subaiguës avec infiltration plastique, dans les mailles du tissu conjonctif périarticulaire. » Il s'ensuit que pour prévenir les raideurs, les adhérences, les rigidités, il faudra favoriser la résorption des épanchements.

L'application de la bande de caoutchouc, ajoute ce chirurgien, satisfait à cette indication ainsi qu'à une deuxième, à savoir l'immobilisation du foyer de la fracture.

Plus tard, Marc Sée ajoutera que cette méthode a encore un troisième avantage, celui d'être d'une application facile.

L'influence fâcheuse des épanchements séreux ou sanguins, la nécessité d'en provoquer rapidement la résorption,
sont évidemment admises par tous les chirurgiens.

Sur ce point, il ne saurait y avoir de contestations. Il n'en
est pas de même de la facilité d'application du moyen pré-
conisé par Marc Sée ou plutôt de son innocuité absolue entre des mains peu expérimentées.

Les appareils trop serrés, et certes la bande de caoutchouc
a facilement cet inconvénient, ne manquent pas de dangers,
et une impotence fonctionnelle plus ou moins persistante a
été observée dans des cas analogues. J'ai rappelé ailleurs
l'opinion de Volkmann et les expériences de Kraske à ce sujet.
Que l'on adopte l'idée de névrite, ou que l'on accepte celle
d'une dégénérescence musculaire, les faits observés n'en restent pas moins acquis, et, pour ma part, il me souvient d'avoir
assisté au développement d'une lésion de ce genre, chez un
malade auquel l'application d'une bande d'Esmarch trop
serrée avait amené une impotence fonctionnelle très nettement caractérisée du membre inférieur. D'autre part, n'a-t-
on pas accusé, et non sans raison, croyons-nous, les bandages trop serrés de provoquer des retards de consolidation
dans les fractures et même des pseudarthroses.

Dans les séances qui suivirent, Terrier, Reclus, Horteloup
citèrent des cas de leur pratique dans lesquels la méthode
du massage leur avait permis d'obtenir de bons résultats.

D'autres chirurgiens, Terrillon, Trélat, Desprès, Berger,
font à des degrés divers le procès de l'immobilisation à ou-
trance.

Lucas-Championnière fait alors observer que la méthode
préconisée par lui ne consiste pas seulement à immobiliser
peu de temps une fracture, mais bien à la masser, à la mobi-
liser et à se priver d'appareils : ceux-ci ne devant être employés que dans les cas exceptionnels où la fracture s'accompagne de déformations et de laxité ligamenteuse auxquelles le massage ne saurait remédier.

J'ai transcrit avec quelques développements la communication de Lucas-Championnière, et la discussion dont elle

fut le point de départ, parce que c'est là à peu près le seul document tenant lieu d'historique pour la question qui nous occupe.

On peut conclure des discussions auxquelles nous venons de faire allusion que si quelques-uns firent des réserves, notamment pour les fractures à grand déplacement, en revanche les excès de l'immobilisation habituelle furent nettement reconnus.

Je montrerais dans la suite ce que l'expérience nous a appris pour ces cas spéciaux, où un appareil immobilisateur paraît absolument nécessaire, et enfin quels sont les appareils qui suffisent en général à remplir cette indication.

Lucas-Championnière n'avait pas été toutefois sans avoir quelques précurseurs. En dehors des cas où cette méthode a été appliquée par hasard en quelque sorte à la suite d'une erreur de diagnostic par des gens ignorant de la lésion anatomique, Lucas-Championnière et Farabeuf citèrent Bourguet (d'Aix) et Dubreuil (de Montpellier) comme ayant fait des tentatives de ce genre.

Mais c'étaient là des tentatives isolées.

Par contre, les bons effets du massage étaient depuis longtemps reconnus dans bon nombre d'affections de l'appareil locomoteur.

Dès 1833, Martin (de Lyon), avait signalé l'importance du massage dans le traitement du lumbago. Bonnet avait appuyé cette opinion du poids de son autorité; les mémoires de Lebatard, Eleaume, Bizet, Estradère (Voir *Bulletin médical*, 1887, Clin. Dujardin-Beaumetz) avaient démontré l'importance du massage dans l'entorse.

Et cependant ce moyen émergeait à peine de l'oubli où tendaient à le plonger les chirurgiens qui auraient rougi en quelque sorte d'employer un moyen dont ils auraient paru faire l'emprunt aux rhabilleurs. A peine si, de temps en temps, quelques-uns prenaient enfin la peine d'user pour combattre l'entorse d'un traitement dont la simplicité était le plus grand défaut. Trop heureux encore étaient les malades dont les raideurs articulaires n'étaient pas aggravées par une nouvelle immobilisation. Et cependant les résultats de l'immobilisation avaient été merveilleusement étudiés par l'école lyonnaise, qui avait su déjà en tirer un parti si brillant dans le traitement des lésions fongueuses.

Nous devons ajouter toutefois que pendant le temps que nous avons passé dans le service de M. le professeur L. Tripier, à titre d'interne, il y a quatre ans, ou à titre de chef de clinique, nous avons toujours vu le massage utilisé par notre maître, et nous avons eu maintes fois la bonne fortune d'en constater les bons résultats dans le traitement de l'entorse.

M. Tripier était, en effet, préoccupé la nécessité de faciliter la résorption des épanchements séreux ou sanguins, épanchements dont une autopsie lui avait permis de constater nettement l'étendue et l'importance, et de conserver par le mouvement la souplesse des éléments constituant les articulations.

D'autre part, si nous recherchons quelle était l'appréciation des chirurgiens à l'égard du massage appliqué aux fractures, ou aux entorses compliquées de fracture, nous le voyons, jusqu'à ces derniers temps, frappé d'une réprobation unanime.

« Le massage ne peut rien pour la soudure de l'os fracturé. Il faut pour commencer le massage attendre que le cal étant formé, on ne puisse le détruire par les manipulations qu'on doit faire en le massant. » Telle était l'opinion exprimée par Estradère dans son traité (Paris, 1884, p. 190), et on peut dire que cette pensée d'un danger redoutable régnait dans l'esprit de la plupart des chirurgiens.

Malgaigne n'avait-il pas dit que si l'immobilisation devient dangereuse passé le temps nécessaire, en revanche il faut toujours avoir présent à l'esprit que l'exercice prématuré du membre produisant directement la mobilité des fragments prédispose aux fausses articulations.

Les chirurgiens paraissaient avoir oublié l'efficacité du frottement des surfaces fracturées dans les fractures mal consolidées, efficacité prouvée par les recherches de Victorin Ollier, et dont les observations curieuses publiées récemment par Follet (de Lille) (in *Province médicale*) ont démontré à nouveau la réalité.

Les résultats obtenus par la plupart des chirurgiens dans le traitement des fractures de cuisse par traction simple, sans bandage, l'efficacité du massage dans le cas de fracture de la rotule que j'ai publié, et dans de nombreux cas d'entorse avaient paru à M. le professeur L. Tripier la justification d'une tentative de traitement des fractures juxta-articulaires par le massage.

Je viens aujourd'hui publier plusieurs cas de ce genre, et j'essaierai de l'examen de ces cas, trop peu nombreux peut-être, de tirer quelques conclusions sur la valeur de cette méthode nouvelle.

Les observations qui suivent sont au nombre de dix. Elles ont été recueillies, soit à l'hôpital, soit en ville.

Le première malade que nous ayons traité par le massage fait le sujet de l'observation de fracture de la rotule à laquelle nous avons fait déjà allusion. Nous n'y reviendrons pas. Son observation a été publiée *in extenso* (*Lyon Médical*, septembre 1886).

OBSERVATION I. — *Fracture du péroné.* — G... (Henri), 27 ans, voiturier, né à Meyzieux (Isère), demeurant à Lyon, au Grand-Trou, entre le 2 août 1887, à la salle Saint-Philippe, n° 30, service de M. le professeur L. Tripier, pour une fracture de l'extrémité inférieure du péroné gauche.

Ce malade a joui d'une bonne santé pendant son enfance. Son père et sa mère sont vivants et en bonne santé. Il a trois sœurs bien portantes. Fièvre typhoïde à Toulon au moment de son départ pour le Tonkin, et dysenterie pendant la campagne.

Il y a trois jours, une voiture chargée de cinquante quintaux de pierre, lui frôle la jambe gauche, au niveau de son bord interne, déchire sa chaussure, et fait basculer le pied en dedans. Menacé de chute, il put se retenir d'abord, mais fut obligé de tomber ensuite.

Transporté chez lui, il y resta trois jours, mais ne pouvant marcher, il se décida enfin à entrer à l'hôpital.

On constate à ce moment un gonflement considérable de l'articulation tibio-torsienne, surtout en dehors.

Les gouttières anté et rétro-malléolaire ont disparu. La peau est tendue, la moindre pression est douloureuse, les mouvements impossibles.

On constate nettement un point très douloureux, à trois centimètres au-dessus de l'extrémité inférieure de la malléole externe. A ce niveau, on ne peut percevoir de la crépitation, mais on y trouve de la mobilité anormale.

Le malade est immédiatemnt soumis au traitement par le massage.

Ce traitement cause au malade de vives douleurs, il est néanmoins continué les jours suivants.

3 août. Les douleurs ont diminué. La peau est moins tendue. Il est possible d'imprimer quelques mouvements à l'articulation.

5 août. Le gonflement a beaucoup diminué. Les mouvements sont plus libres.

7 août. La douleur est presque nulle, et le malade peut marcher.

12 août. Le malade va très bien. Il marche presque sans boiter et ne souffre pas au niveau de la fracture.

Cette observation, à laquelle on serait peut-être en droit de reprocher un peu de concision, est assurément remarquable par la rapidité avec laquelle la douleur a disparu, et les mouvements sont devenus possibles.

Sous ce rapport, elle ressemble beaucoup à celles qui ont été publiées par Championnière.

Nous devons dire, dès à présent, que cette rapidité n'est pas cependant habituelle, au moins dans les cas où la fracture présentait de la mobilité.

OBSERVATION II. — M. R..., étudiant à l'École des beaux-arts de Lyon, fait un faux pas en sautant, et se laisse choir, pendant que la main en extension forcée supporte tout le poids du corps.

Il vient consulter M. Tripier le 11 août 1886. L'accident datait alors de deux jours.

Sujet de vigueur moyenne, plutôt un peu faible. Rien à noter du côté des antécédents. On peut constater sans difficulté la déformation caractéristique des fractures du radius.

Dos de fourchette assez accusé, les deux apophyses styloïdes sont à peu près sur la même ligne. On provoque une douleur vive en pressant sur l'extrémité inférieure du radius jusqu'à deux centimètres et demi environ au-dessus de l'article, de même au niveau de l'articulation radio-cubitale inférieure. Les mouvements sont douloureux. La région est très sensiblement tuméfiée, et forme une saillie assez marquée du côté de la face palmaire. A la face dorsale, il existe au-dessous du radius une saillie fluctuante et douloureuse due à l'épanchement synovial. L'impotence fonctionnelle est complète. Pas d'ecchymose. Pas de crépitation.

Pendant l'examen, le malde a une syncope. Le diagnostic s'impose, fracture du radius avec pénétration des fragments. Il s'agit probablement d'un arrachement épiphysaire, le sujet étant âgé de 20 ans environ (l'épiphyse inférieure du radius ne se soude que vers l'âge de 21 à 25 ans chez l'homme). Immédiatement est faite une séance de massage de dix minutes environ de durée, laquelle suffit pour diminuer considérablement, soit l'œdème général de la région, soit la saillie fluctuante signalée au dos de la main. En même temps, la douleur à la pression est très atténuée. Le malade supporte maintenant une pression même forte, alors qu'au début, toute pression provoquait une douleur vive.

Les mouvements d'extension et de flexion sont possibles dans une étendue qui, sans être normale, est cependant très considérable. Le massage a donc eu un heureux résultat. La séance a provoqué des douleurs vives au début mais qui sont allées en diminuant graduellement, et le malade, qui s'était évanoui pendant l'examen, n'a eu pendant la séance aucune tendance syncopale.

A ce moment, on opère la réduction de la fracture, et on applique l'appareil de Genzmer et Volkmann.

13 août. Le malade n'a pas du tout souffert à la suite de la séance. Les apophyses sont en bonne position. Le gonflement est actuellement tel qu'il était après le massage. On fait remuer les doigts et le poignet ; ces mouvements s'exécutent bien. L'ecchymose se diffuse du côté de l'avant-bras. Sa couleur en est du reste très faible. Nouvelle séance de massage.

16 août. Le malade n'a pas plus souffert depuis la dernière séance que s'il n'avait pas subi de traumatisme. Il persiste un peu de gonflement au-dessous de l'extrémité inférieure du radius, dans le point où l'on avait signalé la présence d'un épanchement. Cela paraît être actuellement un épaississement inflammatoire (il est à remarquer que le malade n'a pas été traité dès le début) ; on le sent du reste très bien par la pression qui donne la sensation d'une membrane épaisse et rude. A part cela, les os se dessinent très bien sous la peau. Aussi semble-t-il qu'il y ait une légère déformation de l'os, constituée par un peu de dépression siégeant à deux centimètres au-dessus de l'extrémité inférieure du radius. Le premier est un peu douloureux en ce point. Les mouvements se font très bien, soit dans le poignet, soit dans les doigts, de sorte que l'état est on ne peut plus satisfaisant.

Nouvelle séance de massage. De fortes pressions sont exercées au niveau du point épaissi précédemment signalé, en vue d'en amener la résolution. Le malade, quoique n'accusant pas de douleurs, et sans doute en raison d'une fatigue dont il s'est plaint en entrant, prend une syncope, qui oblige d'interrompre la séance.

18 août. Une légère sensation de chaleur s'est produite au-dessous du radius. A part cela rien d'anormal.

23 août. Les séances continuent à se faire régulièrement tous les deux jours. Tout se passe fort bien, et le malade en est à douter de s'être fait une fracture.

Le gonflement a disparu. Il persiste seulement un très léger gonflement dans le point épaissi qui a déjà été signalé. La douleur est très légère.

En raison de l'intégrité presque complète des parties molles, rien n'est plus facile que d'explorer l'os d'une façon méthodique. Du reste, le bras ne présente en aucune façon l'aspect qu'on a coutume de trouver dans pareil cas, le patient fait mouvoir les articulations du poignet et des doigts avec la plus grande facilité. Toutefois les mouvements de pronation et de supination, sans être sérieusement gênés, sont un peu moins libres que ceux de flexion et d'extension. L'ecchymose est presque entièrement résorbée, et la peau ne présente qu'une teinte jaune extrêmement peu marquée.

30 août. Au niveau de la fracture, le cal se sent très manifestement. Toutefois, le moment exact du début de sa formation n'a pu être indiqué d'une façon extrêmement précise. Depuis cinq jours, l'appareil de Genzmer, que l'on replaçait après chaque séance, a été mis de côté, et on lui a substitué une simple petite attelle en bois.

Aujourd'hui enfin, on livre le membre à lui-même, en l'entourant d'une simple bande de flanelle.

Le bras va, en effet, très bien. La solidité est assurée. Le gonflement a disparu, il persiste cependant au niveau du point épaissi déjà signalé, où il a été impossible de le faire disparaître, malgré de vigoureuses pressions.

Le malade peut être considéré comme guéri, et on lui conseille des fumigations aromatiques.

Obs. III. — *Fracture du péroné.* — Dufour (Jean), 42 ans, maçon, né à Bayère (Creuse), demeurant à Lyon, rue Grôlée, entre à la salle Saint-Philippe le 19 janvier 1887, pour une fracture du péroné siégeant à 15 millimètres au-dessus de l'extrémité de la malléole.

Rien du côté du tibia.

Un peu d'entorse à la partie externe de l'articulation tibio-tarsienne. La douleur à la pression est vive au niveau de la fracture et la mobilité se constate facilement. Le gonflement et l'ecchymose remontent jusqu'à la ligne de la jarretière, et descendent jusqu'à la racine des orteils. Phlyctènes à la partie interne de la jambe.

Tous les jours la région malade est soumise au massage.

6 février. Il existe encore un peu de mobilité. Le traitement est continué.

12 février. Il n'y a plus de mobilité. La fracture est parfaitement consolidée, et l'articulation reste parfaitement souple. Le gonflement des tissus périarticulaires est insignifiant.

Obs. IV. — *Fracture double du cubitus.* — (Observation prise en collaboration avec M. Meurer, interne du service.)

Prudhomme (Jean-Pierre), 45 ans, voiturier, né à la Côte-Saint-André, demeurant à Lyon, rue du Sacré-Cœur, 28, entre le 18 janvier 1887, salle Saint-Philippe, n° 31, service de M. le professeur L. Tripier pour une fracture double du cubitus gauche.

Pas de maladies graves à noter dans ses antécédents. Pas de scrofule dans l'enfance. Il nie la syphilis et n'en porte, du reste, aucune trace. Quelques habitudes alcooliques. Ce malade a été renversé par une voiture dont la roue a passé sur son avant-bras gauche, obliquement de bas en haut, de l'apophyse styloïde du radius à l'olécrâne. Le radius est intact, le cubitus est fracturé en deux points : 1° à quatre travers de doigt au-dessus de l'apophyse styloïde, où l'on sent en ce point de la mobilité anormale ; 2° à cinq travers de doigt au-dessous de l'extrémité de l'olécrâne, et là, on peut, outre la mobilité anormale, percevoir de la crépitation.

Douleur vive au niveau des insertions ligamenteuses du poignet et du coude. La main est tuméfiée, de même que le coude et le poignet qui est cylindrique. Le bras n'offre rien à signaler.

Enfin, circonstance fort importante à noter, les téguments sont indemnes, et l'on ne rencontre qu'une écorchure insignifiante au niveau du troisième espace interdigital.

A la mensuration, on trouve :

Cubitus sain. . . . . 26 centimètres
Cubitus malade 25   —

Il y a donc un léger degré de raccourcissement.

Le déplacement de l'apophyse styloïde du cubitus est insignifiant. Toutefois la main paraît un peu dejetée sur le côté cubital.

Le gonflement du membre est apprécié aussi exactement que possible par la mensuration qui donne les résultats suivants :

	Côté sain	Côté malade
Au niveau des apophyses styloïdes.	17 cent.	19 cent.
Au niveau des tubérosités humérales	25 —	27 —
Partie moyenne de l'avant-bras	23 —	24 —
Partie moyenne du métatarse.	20 —	23 —
Ligne des articulations métacarpo-phalangiennes.	20 —	22 —

Le malade est entré à l'Hôtel-Dieu dans l'après-midi.

Le massage est commencé le lendemain dès après la visite et est continué les jours suivants.

Après la séance, le membre enveloppé de coton est placé sur une gouttière en bois analogue à celle dont on se sert pour les fractures du radius, mais avec cette différence essentielle qu'elle présente au niveau de la main une planchette placée de champ contre laquelle elle vient s'appliquer. De cette façon l'avant-bras est placé dans une position intermédiaire entre la supination et la pronation. Une bande fixe le tout.

20 janvier. La mensuration prise avant le massage donne les résultats suivants du côté malade :

Ligne des apophyses styloïdes...............	19 centimètres.
— des tubérosités	27 1/2 —
Partie moyenne de l'avant-bras..............	25 —
— du métacarpe...............	21 —
Ligne des articulat. métacarpo-phalangiennes.	20 —

21 janvier. Avant le massage, la mensuration indique une diminntion fort appréciable pour la ligne des apophyses styloïdes, et les mêmes chiffres pour les autres points.

On constate une large tache ecchymotique de couleur jaunâtre qui occupe les deux tiers inférieurs de l'avant-bras.

12 février. Le massage se fait tous les jours, et aujourd'hui le gonflement a à peu près entièrement disparu. Au niveau de la partie moyenne de l'avant-bras la mensuration ne donne qu'une fraction de centimètre en plus du côté malade. Il est juste de faire remarquer que la lésion siège à gauche et qu'il est probable qu'à l'état normal ce bras serait un peu plus faible que l'autre. Le cal se perçoit facilement; il reste néanmoins un peu de mobilité anormale et même de crépitation.

15 février. La crépitation a disparu.

22. Le malade demande à sortir. Il reviendra se faire voir.

L'état du membre *est parfait*. Pas de gonflement digne d'être noté.

Au niveau du coude, raideur *absolument insignifiante*. Les mouvements s'exécutent à la perfection.

Le malade est venu se montrer quelque temps après.

Le cal se sent parfaitement au niveau des deux fractures.

Peut-être existe-t-il un léger degré de voussure au niveau du fragment osseux séparé par les deux foyers de fracture.

On ne sent pas de mobilité anormale.

L'axe de l'avant-bras est normal.

Les fonctions du membre s'exécutent très bien.

On sent au niveau de la partie moyenne de l'avant-bras une crépitation non osseuse due sans doute à un peu d'épaississement des parties molles.

Au niveau du coude, il persiste un léger degré d'épaississement, au niveau de la partie supérieure des tendons épitrochléens.

Le poignet est en bon état.

Le malade a été de nouveau revu : le membre est en excellent état.

On note à la mensuration une centimètre de raccourcissement, c'est le chiffre constaté à l'entrée du malade à l'hôpital.

Obs. V. — *Fracture bimalléolaire par abduction avec subluxation du pied en dehors et en arrière. Massage. Guérison.* — M. D..., 50 ans, courtier en liqueurs, demeurant à Lyon rue Masséna, 87, me fait appeler le 12 février 1887 pour un accident dont il vient d'être victime.

Le blessé jouit habituellement d'une excellente santé. Constitution sèche, vigoureuse, c'est un grand marcheur. Pas de rhumatisme, pas de maladie vénérienne. A signaler seulement quelques excès de boissons, inhérents à sa profession.

Le même jour, quelques heures avant que je sois appelé, M. D... s'amusait avec un ami, reçoit de celui-ci un coup de pied sur le côté externe de la jambe droite, au niveau de la partie inférieure du péroné. Sous cette influence, mais plus probablement sous celle de la surprise ou de la crainte, il se rejette en arrière, le pied étant porté violemment en abduction, le genou en avant et en valgus. Il se laisse tomber, puis esaie de se relever, mais en vain.

On le transporte aussitôt chez un rebouteur bien connu, qui lui dit qu'il a la jambe cassée et lui conseille d'appeler un chirurgien.

Je constate en ce moment des lésions dont la gravité est évidente. Le pied n'est maintenu en aucune façon par les tenons de la mortaise tibio-péronière. Il balotte à droite et à gauche, comme un pied de polichinelle. Quand on l'abandonne à lui-même, il se porte en arrière, d'un travers de doigt environ, et en même temps en dehors.

La malléole interne fait une saillie très forte sous la peau, saillie qui se conçoit très bien par la façon dont la fracture s'est produite. Il y a donc une tendance fort appréciable au déplacement en arrière et en dehors.

La malléole interne se termine brusquement à son extrémité inférieure, et il y a lieu d'admettre un peu d'arrachement de cette extrémité. Quant au péroné, il est le siège d'une fracture située à trois travers de doigt de son extrémité inférieure, ainsi que l'indiquent la déformation en coup de hâche et la mobilité perçue à ce niveau avec la plus grande facilité.

La douleur est assez vive dans toute la région, et en particulier au niveau du ligament tibio-péronier. Le gonflement est déjà très manifeste dans toute la région, notamment en dehors vers la malléole externe. L'ecchymose est très marquée au niveau du calcanéum.

Les téguments sont indemnes et ne portent pas la trace du coup qui a été donné.

Diagnostic : De l'examen pratiqué, je pose le diagnostic suivant : Arrachement léger de la malléole interne (on ne sent pas de fragment), fracture de la malléole externe, siégeant à trois travers de doigt au-dessus de son extrémité inférieure.

Diastasis très prononcé de l'articulation tibio-péronière, avec arrachement ou plutôt tiraillement prononcé du ligament tibio-péronier.

Il me semble donc avoir affaire à ce que Tillaux désigne, en indiquant ainsi à la fois la nature de la lésion et son mécanisme, fracture bimalléo-

laire par abduction, et j'ajoute avec tendance très manifeste à la luxation
en arrière et en dehors.

Immédiatement, à l'aide d'une légère traction, le pied porté en dedans
et la jambe repoussée vers le talon, je rétablis la forme de la région ;
mais si la réduction s'effectue avec la plus grande facilité, la déformation
se reproduit non moins facilement.

Je pratique séance tenante le massage pendant trois quarts d'heure.

Les manipulations consistent en frictions d'abord légères, devenant
de plus en plus forte à mesure qu'elles sont moins douloureuses, en ayant
soin d'appuyer très légèrement au niveau du foyer de la fracture, et surtout au niveau de la malléole interne, dont le tégument doit, cela se conçoit, être ménagé avec le soin le plus jaloux.

Cela fait, n'ayant pas de gouttière à ma disposition, j'applique un petit
appareil contentif avec attelles en carton, dont l'insuffisance est du reste
évidente.

13 février. Ainsi que je l'avais prévu, la déformation s'est reproduite.
La peau, au niveau de la malléole interne, est rouge et menace de s'ul-
cérer. Il est urgent de veiller à ce point.

La déformation se corrige et se reproduit à volonté avec la plus grande
facilité. Massage durant une demi-heure environ.

Le massage terminé, le membre est placé dans une gouttière en fer-
blanc recouverte de coton, fixé à l'aide d'une bande. La région du cou-de-
pied est seule laissée à nu, et le malade y appliquera des compresses
d'eau blanche fraîche.

18 février. Tous les jours, séance de massage de demi-heure de durée
au minimum. Les séances sont douloureuses, et à leur suite il se produit
une réaction également douloureuse qui dure environ deux heures. Les
applications de compresses d'eau blanche sont continuées. Le gonflement
a considérablement diminué.

22 février. Le gonflement a presque complètement disparu ; il est
aujourd'hui insignifiant.

Depuis trois jours il est fait à chaque séance de massage des mouvements dans l'articulation du pied, et accessoirement du genou.

Les mouvements du pied se font avec une parfaite facilité, facilité dont
je suis vraiment étonné ; on croirait que l'articulation tibio-tarsienne n'a
pas été atteinte par le traumatisme.

La mobilité du pied en arrière et latéralement persiste encore ; elle est
cependant un peu moins prononcée qu'au début. La malléole interne
fait encore un peu plus de saillie que sa congénère. On corrige très bien
la déformation en portant le pied en adduction, mais la déformation ne
tarde pas à se reproduire.

Jusqu'à ce jour, le traitement a consisté en massage, immobilisation
dans la gouttière et application d'eau blanche. La gouttière nous avait
paru nécessaire en raison de l'extrême tendance que la déformation avait

à se reproduire, déformation dont la correction ne nous paraissait pas d'une importance capitale pour le moment, mais qui aurait pu avoir de fâcheux résultats au point de vue de la vitalité de la peau recouvrant la malléole interne.

A partir de ce jour, la mobilité étant moindre, la gouttière sera supprimée.

La fracture de la malléole externe n'est nullement consolidée, et le gonflement ayant disparu, on sent très nettement la solution de continuité, au niveau de laquelle le fragment inférieur est porté en arrière du fragment supérieur.

La gouttière est remplacée par une bande de flanelle serrée fortement pendant que le pied est porté en adduction ; on conseille en outre au malade de se coucher sur le côté externe du pied, position qui tendra par elle-même à corriger la déformation ou tout au moins à gêner sa reproduction, la bande de flanelle ayant été appliquée de façon à jouer elle aussi le même rôle.

23. Le malade ayant son pied débarrassé de la gouttière a souffert assez vivement au niveau de la malléole interne, mais beaucoup moins au niveau de l'externe.

On ne touche pas à la bande. Le massage sera fait dorénavant tous les trois jours environ.

1er mars. La mensuration à l'aide du compas d'épaisseur donne au niveau de la ligne bimalléolaire une augmentation de près d'un centimètre pour le côté malade.

Les fragments ne sont pas encore consolidés.

La déformation n'étant pas suffisamment corrigée par la simple position, on fait placer sous le pied du malade un coussin qui porte davantage le pied en dedans.

22 mars. La consolidation des fragments de la malléole n'est pas entièrement effectuée.

Les séances de massage sont un peu plus distancées.

Je conseille au malade de s'asseoir sur le bord de son lit, de façon à mettre le pied en déclivité dans le but de rappeler les conditions circulatoires ordinaires troublées par le décubitus horizontal.

Sous l'influence du massage, et probablement aussi de l'alcool camphré employé à cet effet, il s'est produit un léger état craquelé de la peau, et le malade s'est plaint pendant quelques jours d'un peu de douleur dans le creux poplité, douleur qui me paraît devoir être attribuée à un peu d'adénite de la région, mais le tout disparaît facilement.

30 mars. La consolidation est parfaitement effectuée et je fais marcher le malade.

8 avril. Le malade marche avec peu de difficulté, à peine un peu de raideur ; le pied enfle toujours un peu.

Je conseille des fumigations avec des plantes aromatiques et des frictions. Le malade revu quelque temps après va très bien, le résultat est certainement excellent et l'état fonctionnel est on ne peut plus satisfaisant. Le résultat au point de vue de la forme est également très bon et la déformation qui subsiste encore est insignifiante.

Obs. VI. — *Fracture de la rotule*. (Recueillie avec M. Adenot, interne du service). — Michalet, garçon d'écurie à l'École vétérinaire de Lyon, âgé de 71 ans, entre à la salle Saint-Philippe, n° 10 le 4 juin 1887 pour une fracture de la rotule.

Malgré son âge assez avancé, Michalet jouit encore d'une bonne santé. Sa constitution est sèche et vigoureuse. Il n'a rien d'important à signaler dans ses antécédents. Pas de syphilis.

Le 1er juin 1887, il fait une chute dans les escaliers sur le côté droit, et le genou de ce côté heurte violemment le sol. Il ne peut se relever, on le remonte chez lui, où il reste pendant quatre jours dans l'immobilité avec une tuméfaction énorme du genou.

A son entrée à l'Hôtel-Dieu, on constate une fracture de la rotule droite à deux fragments, avec un écartement de deux travers de doigts. La mensuration de la région malade donne les résultats suivants :

Au niveau de la base de la rotule. . . . . 37 cent. 1/2
   —   partie moyenne . . . . 39 —
   —   pointe . . . . 35 — 1/2
   —   jarretière. . . . . 31 —
   —   de la cuisse à 10 centimètres au-dessus de la rotule. . . . . 31 —

Immédiatement on pratique le massage pendant demi-heure environ, et du fait de ces manœuvres le gonflement diminue considérablement.

5 juin. Mensurations :

Au niveau de la base de la rotule. . . . . . . 37 cent.
   —   partie moyenne . . . . 37 — 1/2
   —   pointe . . . . 35 — 1/2
   —   jarretière . . . . 31 —

Le massage est continué tous les jours et après la séance on applique une bande en flanelle qui serre le genou, ensuite le membre est élevé et repose sur des coussins. Après les frictions, on a soin d'imprimer à l'articulation de légers mouvements.

Le massage provoque des douleurs assez vives, mais elles disparaissent rapidement.

15 juin. Mensurations :

Au niveau de la base de la rotule . . . . . . 34 cent.
   —   de la partie moyenne . . . . 34 — 1/2
   —   pointe . . . . 33 —
   —   jarretière. . . . . 29 —
A 10 centimètres au-dessus de la rotule. . . . 31 —

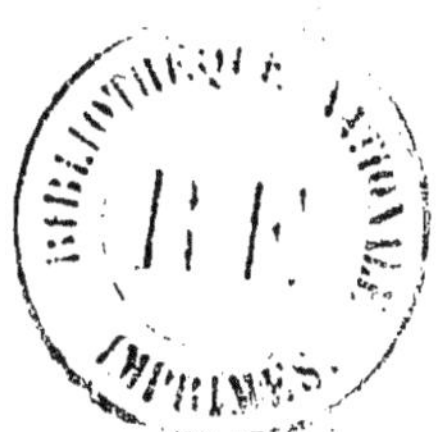

Le gonflement a donc presque entièrement disparu.

18 juin. L'articulation reprend son apparence normale. Les tissus fibreux périarticulaires redeviennent souples. L'épanchement articulaire a disparu presque en totalité.

Les fragments se rapprochent, et actuellement l'espace qui les sépare est de 8 millimètres environ ; mais, quand on cherche à pénétrer entre eux il semble qu'ils sont au contact.

La force est revenue et le retour fonctionnel s'opère. Le malade détache le talon du lit, non sans laisser à la jambe un certain degré de flexion.

On lui fait faire quelques pas en la maintenant par le bras. La marche s'exécute sans trop de difficultés à l'aide d'un soutien, et à la condition de faire des pas peu allongés. Du reste on ne juge pas à propos de continuer cette épreuve dont l'inutilité pour le traitement est certaine, et qui présenterait quelque danger au cas où le malade viendrait à glisser ou à fléchir un peu brusquement la jambe.

26 juin. Le malade marche très bien tout seul, en s'aidant de béquilles.

10 juillet. La marche s'exécute de mieux en mieux.

24 juillet. Le malade a fait dans la cour une chute due à une imprudence. Il est survenu un peu de raideur, et on constate une ecchymose au côté interne du tendon rotulien.

30 juillet. Le petit accident précédemment signalé n'a pas eu de suites ; sous l'influence du massage tout est rentré dans l'ordre. Le malade peut être considéré comme guéri.

Michalet est venu se montrer le 16 septembre, et j'ai pu noter les détails suivants :

Il existe dans toute la région un léger degré d'épaississement, du reste, très peu marqué, un peu plus sensible au niveau du tendon rotulien.

Un peu d'œdème du pied et des malléoles, le malade porte une bande de flanelle autour du genou, et je crois qu'il la serre trop, au point de gêner la circulation.

La flexion du genou ne dépasse pas l'angle droit, et s'accompagne de quelques craquements articulaires. Le talon se détache du lit, la jambe étant dans l'extension, et le mouvement d'élévation est précédé d'un léger degré de flexion qui ne dépasse pas un à deux travers de doigt.

Le malade a pu balayer pendant huit heures dans la journée d'hier.

Voici les résultats donnés par la mensuration :

	Côté malade	Côté sain
Longueur de la rotule (le membre étant dans l'extension)	10 cent.	7 cent.
Longueur de la rotule (le membre étant fléchi à angle droit...................................	12	»
Tour du membre au niveau de la jointure.....	34	33 1/2

Au niveau de la base de la rotule (celle-ci étant
   remontée du côté malade, il est donc nécessaire de tenir compte des dimensions de la
   cuisse)   35   36
Largeur de la rotule, bord supérieur du frag-
   ment inférieur......................·....   6 3/4 (partie moy. 6 1/2)
Largeur de la rotule, bord inférieur du frag-
   ment supérieur...............   7
Tour de la cuisse à 20 centimètres au dessus de
   l'interligne..................   38   38

OBS. VII. — *Fracture du radius.* — B... (Eugénie), femme Fayolle,
âgé de 54 ans, marchande ambulante, née à la Motte (Isère), demeurant à
Lyon, rue Bossuet, 88, me fait appeler le 10 août pour une chute qu'elle
vient de faire.

Rien à noter dans ses antécédents héréditaires ou personnels. Les parents sont morts âgés, et elle-même a toujours joui d'une bonne santé.

Elle tousse cependant un peu, son métier l'exposant au froid, et je lui
ai donné des soins l'année dernière pour une broncho-pneumonie.

Le 10 mai 1887, la malade fait une chute du haut de la petite voiture
qui lui sert pour exercer sa profession. La main gauche en extension
porte brusquement sur le sol par le côté palmaire. Examinée le lendemain de l'accident, le poignet est tuméfié, déformé et douloureux.

A 3 centimètres au-dessus de l'extrémité inférieure du radius on sent
une légère dépression qui constitue à l'os une légère courbe, et à ce point
on perçoit nettement de la crépitation et de la mobilité.

La main est déjetée du côté radial. La région est très douloureuse et,
point digne d'intérêt, la douleur est plus vive au niveau de l'articulation
du poignet qu'au niveau même de la fracture.

Les mensurations donnent les résultats suivants :
     Du côté sain :
Au niveau de l'articulation du poignet.............   16 cent.
A 3 centimètres au-dessus.......................   17
     Du côté malade :
Au niveau de l'articulation......................   19 cent.
A 3 centimètres au-dessus, c'est-à-dire au niveau de la
   fracture 19 1/2

Immédiatement, réduction de la fracture, séance de massage, puis le
bras est mis dans la gouttière de Genzmer et Volkmann.

11 août. Violentes douleurs au niveau de la fracture et du poignet. Le
massage est douloureux et la malade prend une syncope.

13 août. Les douleurs disparaissent et le gonflement est moins accen-
tué. Toutefois les doigts offrent un peu plus de rigidité que les jours
précédents.

15 août. La malade dit avoir eu de violentes douleurs pendant la nuit du 14 au 15 août.

16 août. Des crampes se font sentir dans toute la région de l'avant-bras. Les douleurs sont moindres. Les doigts commencent à exécuter des mouvements plus étendus. La flexion du poignet est plus libre.

30 août. Plus de mobilité. Un peu de douleur et quelques crampes. Les mouvements se font assez bien, toutefois ils ne sont pas encore revenus à la normale.

Obs. VIII. — *Fracture du coude.* (Recueillie avec M. Adenot, interne du service). — Delhomme (Julien), âgé de 11 ans, demeurant à Clercieux (Drôme), entré à l'Hôtel-Dieu, salle Saint-Philippe, le 1er mai 1887, pour une fracture du coude.

Cet enfant n'est pas d'apparence vigoureuse ; toutefois il ne présente aucun des attributs de la scrofule.

Le 27 avril, en s'amusant debout sur une grosse pierre, il se laisse tomber sur le coude gauche. Il ressent immédiatement dans cette région une vive douleur, et sur le conseil d'un médecin de Tournon (M. le docteur Lasaigne, croyons-nous), il est amené à l'Hôtel-Dieu.

2 mai. Actuellement le membre blessé est impotent. Toute la région est le siège d'une tache jaunâtre ecchymotique, et cette ecchymose est encore plus accentuée en arrière sur l'étendue d'une pièce de cinq francs, au niveau du point où le coude a porté sur le sol. Les mouvements communiqués sont très douloureux. Le gonflement est considérable.

A la mensuration (notée seulement du côté blessé), on obtient :

Au niveau du pli du coude. . . . .   23 cent. 1/2
—   partie moyenne du bras . . . .   19 —
—   partie moyenne des avant-bras. . . .   18 —

La pression au niveau de l'épicondyle est très douloureuse, et en exerçant à ce niveau des pressions d'avant en arrière, on sent de la crépitation osseuse, en outre de la crépitation sanguine.

M. Tripier admet une fracture dirigée de haut en bas et de dehors en dedans jusque dans l'articulation ayant séparé le condyle huméral. Immédiatement séance de massage qui a pour effet de rendre les mouvements moins douloureux. Ce traitement est continué les jours suivants.

5 mai. Mensuration :

Au niveau du pli du coude . . . .   21 cent.

Le gonflement a donc déjà diminué.

10 mai. On ne sent plus de mobilité anormale. Le gonflement a disparu en grande partie.

15 mai. L'état de la région est excellent. Il est à noter qu'aucun autre appareil qu'une simple bande n'a été appliqué.

Le massage est continué. Il a une tendance très marquée à de la raideur articulaire. Cette raideur est combattue par des mouvements que l'on a soin de communiquer tous les matins à l'articulation.

25 juin. Le malade est guéri. A peine un peu de raideur dans les dernières limites de l'extension ou de la flexion du coude. L'os est augmenté de volume au niveau de la fracture. Sans aucun doute, l'exercice ne tardera pas à faire disparaître la légère raideur qui subsiste. Pas de déformations.

Obs. IX. — *Fracture du péroné.* — Mesclou (Louis), 41 ans, employé du chemin de fer, né à Saint-Genet, demeurant à Lyon, 66, rue Saint-Jérome, entre à la salle Saint-Philippe, n° 15 le 27 juillet 1887, pour une fracture du péroné.

Pas de syphilis, pas de rhumatisme. En somme le blessé est robuste et d'un bon tempérament. Anciennes habitudes alcooliques.

Il a déjà été victime de divers accidents. En 1870, un éclat d'obus le blessa à la paume de la main droite. En 1883, il se fractura l'humérus à sa partie moyenne; la consolidation n'exigea pour ce faire que de 40 à 50 jours.

Le malade raconte qu'il y a trois jours, il a glissé sur un grillage, et est tombé à la renverse, le pied droit violemment porté en abduction. Il fut relevé et put faire quelques pas avec l'aide de ses camarades. Transporté chez lui, il resta au lit et se traita avec des applications d'eau blanche.

A son entrée, on constate une tuméfaction prononcée de toute la région qui s'étend en bas jusque près des orteils. Cette tuméfaction paraît consister en partie en œdème du tissu sous-cutané, et si on en juge d'après ce siège et d'après sa mollesse, il semble qu'elle doive disparaître rapidement.

Au pourtour des deux malléoles, on remarque une ecchymose assez prononcée; toutefois, le doigt n'y sent pas de caillots collectés. Quand on parcourt avec le doigt l'interligne articulaire et les portions voisines, on ne tarde pas à s'apercevoir que l'œdème est surtout marqué tout à fait à l'extrémité de la malléole interne, où il ne paraît cependant y avoir qu'un peu de tiraillement ou d'arrachement ligamenteux, au niveau de l'articulation péronéo-tibiale et du côté de la malléole externe. La douleur est surtout prononcée à 6 centimètres 1/2 environ au dessus de l'extrémité inférieure, et l'on peut, à ce niveau, constater une mobilité très manifeste, et parfois de la crépitation, en sorte que l'on doit conclure, à n'en pas douter, que l'on a affaire à une fracture du péroné avec peu de déformation.

Il n'existe pas non plus de changement dans la direction et la forme du pied.

Les mouvements dont l'articulation tibio-tarsienne est le siège peuvent se produire spontanément, dans une assez notable étendue, sans déterminer de douleur.

La mensuration donne les résultats suivants :

Côté malade :

1° Au niveau de l'extrémité infér. de la malléole externe.   30 cent.

2° A 6 cent. 1/2 au-dessus (siège de la fracture). 22 1/2

Côté sain :

1° Au niveau de l'extrémité infér. de la malléole externe.   26 cent.

2° A 6 centimètres 1/2 au-dessus.   20

Le gonflement porte donc surtout au niveau de l'interligne articulaire.

Immédiatement est faite une séance de massage de 45 minutes de durée, produisant une douleur de moyenne intensité, en ayant soin de ne faire que des frictions ménagées sur le foyer de la fracture.

Après les frictions, la mensuration accuse une diminution de 2 cent. au niveau de la pointe de la malléole externe, et d'un demi-centimètre au niveau de la fracture.

27 juillet. Le malade n'a pas souffert pendant la journée du 28. Il aurait cependant ressenti pendant la nuit une douleur assez forte qui l'a réveillé, mais qui a cédé en peu de temps par l'application de compresses d'eau blanche.

Aujourd'hui, séance de massage d'une durée de trente minutes. Le massage et les compresses d'eau blanche sont continuées les jours suivants.

3 août. La mensuration dans les deux points précédemment indiqués accuse une légère diminution. Les mouvements de l'articulation tibio-tarsienne se font mieux.

9 août. On ne sent plus de mobilité anormale au niveau de la fracture. Le gonflement diminue beaucoup au niveau de la fracture. La différence est moins sensible au niveau de l'interligne articulaire. Les mouvements sont très libres. La pression sur le foyer de la fracture est toujours un peu douloureuse.

28 août. Le malade quitte l'hôpital. Il marche bien. L'état fonctionnel est bon. Au point de vue de la forme, à signaler une légère déviation du fragment inférieur en avant.

J'ai revu le malade depuis et le résultat est très bon.

Obs. X. — *Fracture malléolaire.* — Ch... (Jean-Pierre), âgé de 14 ans, cultivateur, demeurant à Savigny, entre le 15 juillet 1887 à la salle Saint-Philippe. Pas d'antécédents connus.

Le 14 juillet, veille de son entrée, il a reçu un coup de pied de vache sur l'extrémité inférieure de la jambe gauche. L'articulation tibio-tarsienne est le siège d'un énorme gonflement, et au-dessous de la malléole interne gauche, il existe un énorme épanchement sanguin ayant une étendue de 6 à 7 centimètres de diamètre, avec coloration ecchymotique de la peau.

Le pied a subi un léger déplacement en masse qui le porte en dehors.

Pas de crépitation. Aux moindres mouvements, très vives douleurs. Fracture de la malléole externe et de la partie externe du plateau tibial.

La mensuration donne les résultats suivants :

	Côté sain.	Côté blessé.
A un travers de doigt en arrière du 1er espace métatarsien..............................	19 cent.	20 cent.
Au niveau de la pointe de la malléole externe	22 1/2	27
A 5 cent. au-dessus de la pointe de la malléole externe (niveau de la fracture).............	17 1/2	21

16 juillet. Séance de massage et gouttière.

17 juillet. Après la séance de massage, douleurs sous forme d'élancements, calmés par la glace appliquée sur la région.

La mensuration, au niveau de la pointe de la malléole externe, donne 26 centimètres.

18 juillet. La mensuration au niveau de la fracture de la malléole ext. donne une diminution de 1 centimètre.

22 juillet. La gouttière et la glace sont supprimées; celle-ci est remplacée par de l'eau blanche. On recommande au malade de se coucher sur le bord externe du pied de façon à le porter en varus, une bande de flanelle le fixe dans cette position.

25 juillet. La fracture de la malléole externe tend d'une façon très nette à se consolider.

30. Mensuration : au niveau de l'extrémité inf. de la malléole externe, 23 cent. 1/2; à cinq centimètres au-dessus, 19 cent.

Le compas d'épaisseur donne un tiers de centimètre en moins pour le côté sain, au niveau de la malléole.

La fracture est consolidée, les mouvements du pied sont libres et on essaie de faire marcher le malade qui met son pied à terre non sans une certaine crainte.

2 août. La marche devient possible.

20 août. Marche facile.

22 août. Le malade quitte l'hôpital, la marche est facile, le gonflement des parties molles a disparu ; il persiste un peu de gonflement du tissu osseux. Très léger déplacement en dehors.

Maintenant que nous avons exposé avec détail l'histoire des malades qui, entre nos mains, ont été traités par le massage, nous croyons devoir relever ce qui, dans chacune de nos observations, se rapporte aux points les plus importants de ce mode de traitement.

Durée du traitement nécessaire pour obtenir la consolidation de la fracture. — Pour ce qui concerne la fracture de la rotule dont on a pu lire l'observation, cette question ne saurait être soulevée. La consolidation n'a pas été obtenue, que dis-je, elle n'a nullement été cherchée. La consolidation des fractures de la rotule, je n'hésite pas à le dire, n'est en aucune sorte une nécessité de la guérison, et les plus beaux résultats fonctionnels ont été obtenus avec un cal fibreux même peu serré, c'est là un point parfaitement établi, et, croyons-nous, admis par la majorité des chirurgiens.

C'est ainsi que dans la première observation de ce genre, à laquelle j'ai déjà fait allusion, les fragments osseux sont, après le traitement, à peu près au contact, mais on peut leur imprimer sans difficulté des mouvements en sens contraire. En d'autres termes le cal est purement fibreux.

Dans l'observation ci-dessus exposée, et qui a trait à un garçon d'écurie de l'École vétérinaire de Lyon, bien connu des expérimentateurs qui ont fréquenté le laboratoire de M. Chauveau, il est dit que, entre les deux fragments il existe un sillon parfaitement visible à la seule inspection de la région, s'exagérant quand le malade fléchit le genou, à tel point que l'articulation semble s'ouvrir pour permettre de toucher les surfaces articulaires fémorales.

Voyons maintenant ce qu'il s'est passé pour les autres fractures.

Ici la consolidation des surfaces fracturées est sollicitée.

Observation I. — *Fracture du péroné.* — La fracture se produisit le 31 juillet ; trois jours après, à l'entrée du blessé à l'Hôtel-Dieu, on constate de la mobilité anormale. Le 7 août, c'est-à-dire huit jours après l'accident, le malade peut marcher, et treize jours après, il marche presque sans boiter et ne souffre pas au niveau de la fracture.

L'observation, et nous le regrettons beaucoup, n'indique pas à partir de quel jour la mobilité anormale observée à l'entrée du malade cesse d'être perceptible, mais comme il y est indiqué que, treize jours après l'accident, la marche ne détermine presque pas de douleur, on peut en conclure évidemment que la consolidation était effectuée à ce moment ; car, si quelques malades atteints de fractures du péroné peuvent marcher immédiatement après l'accident, ce n'est généralement qu'avec les douleurs les plus vives.

OBSERVATION II. — *Fracture du radius.* — Ici, pas de crépitation, pas de mobilité anormale à la suite de l'accident, et même après la réduction, il persista un engrainement des fragments. Le quatorzième jour, une simple attelle en bois constituait le seul appareil de contention, et le dix-neuvième jour une simple bande de flanelle fut laissée.

Il est probable qu'aujourd'hui, en raison de l'expérience acquise, les appareils seraient abandonnés d'une façon plus précoce.

Il s'agissait évidemment dans ce cas d'un décollement épiphysaire.

OBSERVATION III. — *Fracture du péroné avec mobilité anormale.* — La mobilité est diminuée, dix-huit jours après l'accident, et vingt-deux jours après, elle a entièrement disparu, et comme à ce moment il n'y a ni raideur de l'article, ni gonflement dans le voisinage, la guérison est considérée comme achevée.

OBSERVATION IV. — *Fracture double du cubitus.* — La consolidation s'effectue en vingt-sept jours, et sept jours après, le malade est considéré comme guéri avec un résultat parfait ; en tout trente-quatre jours.

OBSERVATION V. — *Fracture bimalléolaire avec subluxation du pied en dehors et en arrière.* — Il y avait chez ce malade, outre la mobilité du pied pris en masse, une mobilité extrêmement nette au niveau de la fracture. Les deux fragments chevauchaient légèrement. Cette observation est particulièrement intéressante, le cas était très grave, et il fut pour nous d'un grand enseignement.

Ici, la consolidation, ai-je dit, n'est peut être pas entièrement effectuée quarante jours après l'accident. Mais cette consolidation ne devait pas être loin de s'achever, car, huit jours après, je fis marcher le malade, et certes, je ne me hâtai nullement pour ordonner la marche, car la lésion m'avait paru tellement grave dès le début, que je croyais nécessaire d'user de la plus grande prudence.

J'avais d'abord hésité à soumettre ce malade au traitement par le massage. Aucun de ceux que j'avais observés à l'Hôtel-Dieu ne présentait des lésions aussi graves, et surtout une mobilité anormale aussi prononcée, soit du fait de la lésion osseuse, soit du fait des lésions ligamenteuses. Je n'ignorais pas, en outre, que Lucas-Championnière avait fait de ce dernier point une contre-indication du massage.

Cependant, bien que je fusse seul à assumer la responsabilité du traitement, je pratiquai résolûment le massage, suivi de l'application d'appareils très simples sur lesquels je reviendrai.

Peu à peu, je vis l'articulation reprendre sa solidité ; toutefois, quand vers le quarantième jour la consolidation me parut encore douteuse, je dois dire que je fis au niveau de la fracture des frictions beaucoup moins énergiques que celles que j'avais faites jusque-là.

La consolidation s'effectua enfin ; nous verrons dans un instant si elle se fit en réalité trop attendre, mais j'ai tenu à insister sur les règles qui m'avaient guidé dans ce cas pour en tirer plus tard des indications pratiques.

OBSERVATION. VI. — *Fracture de la rotule.* — Il en a déjà été question.

OBSERVATION VII. — *Fracture du radius*, siégeant à trois centimètres au-dessus de l'extrémité inférieure du radius, s'accompagnant de la déformation caractéristique et de crépitation. La consolidation s'est effectuée en vingt jours.

Je n'insiste pas davantage sur ce fait, une autre malade atteinte de la même lésion et ayant à peu près le même âge a été traitée depuis dans le service de la clinique, et je crois devoir présenter plus tard quelques considérations spéciales sur ce genre de fracture chez les vieillards.

OBSERVATION VIII. — *Fracture du coude.* — L'accident a lieu le 1er mai, et la mobilité perçue à son entrée à la salle Saint-Philippe a disparu le 10.

Remarquons toutefois qu'il s'agit d'un enfant.

Observation IX. — *Fracture du péroné.* — La fracture a lieu le 27, et le 9 août la mobilité a disparu.

Obs. X. — *Fracture bimalléolaire*, chez un enfant de 14 ans, produite par un coup de pied de vache.

L'accident a lieu le 14 juillet ; le 30 elle est consolidée.

Voyons maintenant ce que disent les auteurs relativement au temps nécessaire pour que la consolidation soit effectuée, nous comparerons ensuite.

Dans cette recherche, il est un point qui nous a frappé, c'est le peu de précision apporté par les auteurs dans la fixation de la durée du traitement, et ce fait tient assurément aux variétés nombreuses qui s'observent dans la pratique, d'où naissent autant de problèmes que le praticien devra résoudre d'après les leçons de l'expérience.

« Les fractures du péroné sans déplacement, dit Malgaigne (in *Fract. et lux.*, t. I, p. 818), sont parfaitement consolidées en 30 jours. Quand le déplacement menace de compromettre la solidité de l'articulation tibio-tarsienne, il est prudent de les laisser dans l'appareil jusqu'à 35 et 40 jours. »

« En général, dit Hamilton (*Traité pratique des fractures et des luxations*, par H. Hamilton, trad. par Poinsot, p. 659), il faut laisser tous les appareils de côté à la fin de la troisième ou de la quatrième semaine. »

Pour les fractures du radius, Malgaigne s'exprime de la façon suivante (in *loc. cit.*, p. 617) : « Je renouvelle l'appareil du 18ᵉ au 22ᵉ jour, pour m'assurer de l'état des choses et remédier au déplacement, s'il s'était reproduit ; après quoi, je n'y touche plus jusqu'au 30ᵉ jour, pour mettre le membre tout à fait en liberté. »

Hamilton ne donne pas de chiffres à ce sujet.

Holmes (*Syst. of Surgery*, 1870, vol. II, p. 798, cité par Hamilton) dit que la consolidation se fait en un mois, mais il est rare qu'il ne persiste pas de déplacements.

« Le traitement des fractures du condyle, dit Malgaigne (*loc. cit.*, p. 559), consiste simplement, s'il n'y a pas de déplacement, à tenir le coude demi-fléchi et immobilisé pendant

25 à 30 jours, en lui imprimant quelques mouvements à partir du 20ᵉ jour, pour prévenir une trop grande raideur articulaire. »

Mais je n'oublie pas qu'il s'agit d'un enfant.

Giraldès (*Leçons cliniques sur les maladies des enfants*, 1869, p. 769) s'exprime de la façon suivante : « Dans le cas où des accidents inflammatoires ne compliquent pas cette lésion, je vous engage à commencer ces mouvements à partir du 7ᵉ ou du 8ᵉ jour. »

Par contre, de Saint-Germain (*Chirurgie des enfants*, Paris, 1884, p. 183-4) dit que « 25 jours suffiront, en général, pour la consolidation ; il est cependant prudent de ne tenter le rétablissement des mouvements que vers le 30ᵉ jour ».

Au chapitre des fractures de l'avant-bras (*loc. cit.*, p. 589), Malgaigne dit que quand il y a peu ou point de déplacement, la marche de la fracture est fort simple et le cal se fait en 30 jours.

Hamilton ne donne aucun chiffre précis.

Comparons avec les résultats obtenus par nous.

Fracture du péroné. — Il faut, d'après Malgaine, pour que la consolidation soit effectuée, 30 jours, s'il n'y a pas de déplacement, et il est nécessaire, dans d'autres cas, de laisser l'appareil 35 et 40 jours.

Hamilton ne laisse l'appareil que 3 à 4 semaines.

Chez nos malades, la consolidation a été obtenue en 7 jours, 21 jours, 16 jours, 16 jours, pour les cas où il n'y avait soit aucun, soit peu de déplacement, et en un peu plus de 40 jours dans un cas de fracture très complexe des deux malléoles.

Remarquons dès à présent la variabilité considérable de nos chiffres ; nous en chercherons la raison.

Fracture du radius. — Malgaigne laisse l'appareil 30 jours.

Dans nos deux cas, nous n'avons pas laissé d'appareil plus de 20 jours ; la première n'avait jamais laissé constater de mobilité ; la seconde était consolidée en 20 jours.

Fracture du condyle huméral. — La consolidation s'est effectuée en 13 jours, et dès le début nous avons pu imprimer des mouvements à l'articulation.

Giraldès, avons-nous dit, mobilise à partir du 7e jour ; de Saint-Germain conseille d'attendre au 30e jour pour rétablir les mouvements.

Fracture du cubitus. — Malgaigne assigne à trente jours la durée du temps nécessaire pour la consolidation. Dans l'observation que nous avons publiée on sent le cal au 24e jour, et 10 jours après la guérison était complète.

Appréciation des résultats. — Il est nécessaire, ce nous semble, de distinguer dans l'appréciation des résultats obtenus dans le traitement d'une fracture deux éléments d'une importance égale : le laps de temps nécessaire pour que la consolidation s'effectue, et, en second lieu, pour que le retour de l'intégrité fonctionnelle soit achevé.

Dans les lignes qui précèdent, nous n'avons en vue que le premier de ces éléments. Or, dans la comparaison de la plupart des résultats que nous avons énoncés avec ceux que mentionnent les auteurs, l'avantage nous reste. Toutefois, quelques observations nous semblent nécessaires. En effet, nous ne craignons pas de le dire, malgré l'incontestable autorité de Malgaigne, les chiffres donnés par lui nous paraissent exagérés, Malgaigne, comme les chirurgiens de son temps, et même de notre temps, ajouterions-nous, volontiers, était vivement préoccupé par la prétendue nécessité de maintenir longtemps les malades dans une immobilité absolue, et les y laissait en réalité alors que la solidité était déjà assurée. J'ajouterai qu'il ne faut pas confondre l'absence de mobilité avec la consolidation complète, mais il me semble qu'il est bien permis d'admettre cette dernière, quand le malade marche sans difficulté et sent sa jambe solide.

Au surplus la différence qui sépare ces deux étapes de l'histoire d'une fracture ne nous paraît pas très considérable.

D'autre part, renfermer dans des limites exactes le chiffre des jours nécessaires au traitement des fractures de chaque os, nous paraît constituer une entreprise exposée à bien des erreurs et des mécomptes. C'est ainsi, par exemple, que dans les cinq observations de fracture malléolaire, nous avons les chiffres de 7, 21, 16, 40, 16 jours, ce qui donne un écart de 33 jours, écart qui, du reste, pourra souvent être prévu par l'examen des lésions anatomiques, par le degré de mobilité ou par le siège précis de la fracture.

D'autre part, peut-on comparer les disjonctions épiphysaires du radius avec les véritables fractures du radius des adultes et des vieillards ?

S'il sagit d'une disjonction épiphysaire, et notre observation II en est un exemple, il persiste toujours un certain degré d'engrainement et la mobilité peut même ne jamais être perçue.

Chez les adultes et les vieillards, au contraire, ces fractures, justement comparées aux cassures incomplètes d'un bois vert, sont remplacées par des lésions à surface beaucoup plus nettes n'ayant aucune tendance à l'engrainement.

Il ne m'appartient certes pas de m'élever contre les observations de Trélat (in *Journal de méd. et de ch. pratiques*, 1877, avril, et Schmidt, thèse, Paris, 1878. n° 114) sur les fractures du radius aux différents âges ; toutefois ce que nous avons observé dans trois cas de fractures du radius, dont l'un est rapporté ci-joint (obs. VII.), et les deux autres ont trait à des malades, dont l'une est encore en traitement à Sainte-Anne, au moment où j'écris ces lignes (l'observation de la troisième a été égarée), ne coïncide pas exactement avec son opinion sur les fractures chez les vieillards.

En effet, d'après Trélat, la fracture siège d'ordinaire tout à fait à l'extrémité inférieure du radius et les fragments se pénètrent si bien qu'il ne peut se produire de déformation.

Eh bien, dans les trois cas auxquels nous venons de faire allusion, la fracture siégeait à trois bons centimètres au-dessus de l'extrémité inférieure, et en outre l'engrainement était si peu marqué qu'il en résultait une tendance fâcheuse à la reproduction du déplacement.

Ce déplacement a dû être réduit à deux ou trois reprises chez la nommée F. (obs. VII), et ce fut là un empêchement à la consolidation rapide.

J'ajouterai dès à présent qu'il en résulta quelques difficultés pour l'application du massage, difficultés qui furent vaincues, mais qui, croyons-nous, pourraient dans certains cas, nécessiter une conduite spéciale.

Mais le cal obtenu, la tâche du chirurgien est-elle achevée ? Nullement. Il faut encore rétablir les fonctions du membre blessé, et celles-ci ne pourront être rétablies que s'il n'existe dans le foyer ou le voisinage, aucun trouble nerveux important, aucun trouble circulatoire; il faut aussi, il faut surtout, que les articulations du voisinage n'aient perdu aucune de leurs qualités essentielles de souplesse et de mobilité.

État de l'articulation. — Ce dernier point est capital, et c'est là, nous devons le dire dès à présent, le point essentiel de ce mémoire, la véritable raison d'être du mode de traitement dont nous nous occupons.

Ici en effet, ses avantages nous paraissent très réels ; la durée du temps nécessaire à la consolidation n'est pas, croyons-nous, augmentée, si le massage est fait prudemment, et même le fût-elle quelque peu, que nous n'hésiterions pas à le dire, le temps perdu serait rattrapé sur les suites de la maladie.

Aucun de nos malades ne nous a présenté au niveau de la jointure, au moment où la marche a été permise, de phénomènes douloureux ayant un caractère sérieux, et à plus forte raison une intensité pathologique.

L'application du massage est certainement douloureuse, mais en revanche le retour des fonctions articulaires ne présente pas de difficultés sérieuses; ici, peu ou point d'adhérence à vaincre, pas de tissus fibreux rétractés, indurés à allonger au risque de produire de véritables entorses.

On sait qu'il en est souvent tout autrement chez les malades longtemps immobilisés.

Aussi Hamilton, (*loc. cit.*, page 350) s'exprime-t-il de la façon suivante au sujet des fractures du radius : « Dans un grand nombre de cas traités par d'autres chirurgiens (que lui), et dont j'eus l'occasion de voir les sujets, il restait une certaine déformation, tantôt légère, tantôt considérable ; le plus souvent, l'articulation demeurait plus ou moins raide et douloureuse pendant quelques mois. »

Chez les jeunes sujets, dit Holmes (Holmes, *System of Surgery*, cité par Hamilton, 1870, vol. II, p. 798), les fractures de l'extrémité inférieure du radius se réduisent aisément, se consolident promptement, et ne compromettent en rien les fonctions du membre ; mais chez les sujets âgés, qui sont surtout exposés à cette fracture, le résultat obtenu est souvent très défavorable, même alors qu'on a apporté le plus grand soin au traitement. Il faut souvent des mois pour que la main cesse d'être douloureuse et reprenne sa liberté d'action, et trop souvent le blessé garde un poignet difforme, crochu et raide, à son grand ennui et à sa grande gêne. »

A propos des fractures de la malléole externe, Hamilton (*loc. cit.*, page 656), ajoute :

« En général, l'articulation du cou-de-pied a conservé une certaine raideur après l'ablation des appareils ; il doit probablement en être toujours ainsi quand la fracture s'est accompagnée de luxation du tibia. Mais cette raideur a d'ordinaire disparu au bout de quelques semaines ou de quelques mois. J'ai observé une raideur considérable après six mois dans deux cas ; après un an dans trois cas ; après deux ans dans un cas ; chez un malade après vingt ans, le coup-de-pied se tuméfiait de temps en temps et demeurait absolument raide. Une autre fois, l'immobilité de l'articulation était presque absolue au bout de vingt ans et dans un cas encore plus remarquable, où j'examinai le membre trente ans après l'accident — le sujet avait en ce moment soixante-trois ans — bien qu'il n'existât ni gonflement ni difformité, la jambe était cependant moins musclée que l'autre, et le malade déclarait que jusqu'alors le cou-de-pied était resté très sensible à la pression et que quelquefois il devenait le siège de douleurs spontanées. »

Nous n'avons à apporter dans le débat qu'un cas de fracture du radius chez un vieillard traité par le massage. Nous ne pouvons donc tirer aucune conclusion. Toutefois, il nous sera permis de remarquer que malgré la difficulté inhérente à ce cas et dont nous avons parlé, le résultat a été bon, et notre conviction est que l'on pourra sans doute être toujours aussi heureux en pareil cas.

Pour les fractures du péroné, le chiffre de nos observations est un peu plus respectable, et le résultat a été satisfaisant dans tous les cas.

La raideur disparaît rapidement et la douleur est peu considérable.

Sitôt le cal formé, à peine la consolidation est-elle effectuée, que le membre a repris sa *tournure* habituelle ; s'il persiste de la douleur dans les cas où le traumatisme a été violent, ces phénomènes douloureux siègent généralement au niveau de l'articulation tibio-péronière inférieure, et doivent évidemment être attribués à la lésion du ligament tibio-péronier, lésion encore incomplètement guérie, et sur laquelle le massage, cela se conçoit, ne peut avoir aucune influence directe, ni en bien, ni en mal, en raison de sa situation.

Est-ce à dire que le retour à l'état normal a été absolu à partir du moment où le traitement a été cessé, ou tout au moins quand les douches ont remplacé le massage et que le malade, sorti de l'hôpital, a été livré à lui-même ? Il faut le proclamer hautement, si dans les fractures, même juxta-articulaires du membre supérieur, l'intégrité des fonctions est reconquise dans un délai peu considérable, il en est rarement ainsi quand il s'agit du membre inférieur pour peu que le sujet soit arrivé à l'âge adulte ou à la vieillesse.

La guérison absolument complète d'une fracture malléolaire ne peut jamais être obtenue en deux mois, même chez les enfants.

A propos des lésions du coude, les auteurs spéciaux nous mettent aussi en garde contre la possibilité de raideurs persistantes.

Giraldès (*Leçons cliniques sur les maladies chirurgicales des enfants*, 1879, p. 769) s'exprime de la façon suivante : « Si vous voulez éviter cet inconvénient (l'ankylose) il ne faut pas laisser trop longtemps le bras dans cette position demi-fléchie, et aussitôt que le travail de réparation a commencé, redresser le membre et changer l'appareil, tous les deux jours s'il le faut, en modifiant peu à peu l'attitude du membre. »

D'après le même auteur, ces fractures laissent après elle une difformité assez grande, une raideur articulaire difficile à vaincre. La raison en est « que l'épiphyse se trouvant complètement enveloppée par le ligament capsulaire qui s'insère au-dessus d'elle, il s'en suit que le travail de consolidation s'opère dans la cavité articulaire entre des fragments dont la coaptation n'est pas constamment parfaite par suite de l'insuffisance des moyens requis pour remplir ce but ».

De Saint-Germain (*Chirurgie des enfants*, Paris, 1884, p. 183-184) dit avoir obtenu un bon résultat dans l'immense majorité des cas. Cependant il est à remarquer que quelques lignes plus haut, le même auteur a pu dire : « On serait cependant bien coupable ou bien téméraire, si, dès qu'on est appelé près d'un enfant atteint d'une fracture du coude, on ne prévenait aussitôt les parents que l'on a affaire à un cas grave, et que, très probablement, les mouvements du coude resteront après la guérison, beaucoup moins complets qu'ils ne l'étaient auparavant. »

Nous n'avons jamais eu de cal douloureux.

Déformation. — Nous devons màintenant interroger les résultats consignés dans nos observations au point de vue de la déformation consécutive à la fracture.

Disons-le tout d'abord, sans imiter la conduite de Bonnet qui, attribuant l'imperfection des résultats à une consolidation vicieuse, ne craignait pas de fracturer à nouveau le radius vicieusement consolidé, nous croyons cependant devoir rejeter entièrement la conduite des chirurgiens qui ne se préoccupent nullement de réduire ces sortes de fracture. Pour nous, il faut rechercher la perfection de la forme. Ambroise Paré n'a-t-il pas dit : « Chaque ouvrier doit polir et embellir son ouvrage tant que possible lui sera. »

Cette question d'esthétique n'est, du reste, pas la seule.

Là, on ne manquera certes pas de nous objecter qu'il doit souvent persister de la déformation. Or, voici ce que nous croyons être la vérité. Il est absolument hors de contestation que les attelles plâtrées, telles qu'elles sont employées, telles que nous les avons si souvent appliquées nous-mêmes, ces attelles, dis-je, constituent le moyen de contention le plus parfait qu'il soit possible de désirer, soit que d'une application du reste simple et facile, elles permettent de mouler le membre dans la meilleure position, soit en raison de ce fait que n'entourant pas complètement le membre, elles évitent en partie, mais en partie seulement, ces inconvénients d'une occlusion trop absolue sur lesquels ont insisté Cloquet et Broca. Mais il convient d'abord de remarquer que dans les fractures juxta-articulaires, en général, la déformation n'est pas très considérable.

Les ligaments articulaires ayant plus ou moins résisté, un degré plus ou moins prononcé d'engrainement des fragments, la présence d'un deuxième os jouant le rôle d'attelle contentrice en sont évidemment la raison.

Aussi, croyons-nous que dans la plupart des cas, l'on peut sans trop de difficultés et à l'aide de moyens très simples, éviter ces déformations, au moins dans ce qu'elles pourraient avoir de préjudiciable pour le bon fonctionnement du membre.

Nous n'ignorons pas, en effet, et M. Tripier a souvent insisté à la clinique sur ce point, que les déformations osseuses retentissent directement et avec beaucoup d'efficacité sur le jeu des fonctions musculaires.

Et sous ce rapport, une simple propulsion en arrière du tibia en diminuant la longueur du levier calcanéen sur lequel s'insère le tendon d'Achille peut suffir à diminuer la puissance des gastrocnémiens.

Toutefois le chirurgien ne devra pas trop s'alarmer en face d'une déformation prononcée qui lui paraîtra tout d'abord nécessiter de sérieux moyens de contention.

Sous ce rapport l'observation V nous paraît digne d'intérêt. Ici, la déformation était très prononcée, la mobilité était telle que la malléole interne menaçait au début de perforer la peau, aussi nous ne cacherons pas que nous en avons souvent été fort inquiet ; cependant l'articulation, grâce à des moyens fort simples, sur lesquels nous reviendrons dans la suite, a repris peu à peu de la solidité et le résultat a dépassé nos espérances, car il ne persiste après le traitement qu'une déformation insignifiante.

L'observation IV, fracture du cubitus, indique la persistance d'un raccourcissement de un centimètre observé à l'entrée du malade. Nous ne croyons guère que cette déformation, du reste légère, eût pu être corrigée à l'aide de tout autre appareil.

L'observation IX porte une légère déviation du fragment en arrière.

Pour les deux cas de fracture du radius à son extrémité inférieure le résultat est comparable à celui qu'on obtient généralement.

Chez l'enfant Cherblanc (obs. X), il y eut en réalité un peu de déplacement du tibia et du péroné en arrière, déplacement évidemment très faible, à peine appréciable, mais nous nous faisons un devoir de le signaler.

Il convient de remarquer que le trait de la fracture n'intéressait pas seulement la malléole, mais une partie du tibia.

Je dois ajouter que la plus grande rigueur a été apportée dans l'appréciation des résultats en ce qui concerne la forme.

Quelques mots maintenant à propos des divers symptômes d'importance secondaire, le gonflement, l'ecchymose, la douleur et la réaction générale.

Œdème, ecchymose. — Pour le gonflement qui suit immédiatement la fracture, nos observations mettent parfaitement hors de doute un fait important, non par lui-même, mais plutôt en raison des conséquences qu'il peut avoir sur la formation et la persistance des raideurs, c'est qu'il est très exceptionnel de voir le gonflement augmenter à partir du moment où le massage est commencé, il reste stationnaire parfois, le plus souvent il diminue avec une rapidité variable, mais sûre, et parfois fort considérable.

Il en est de même pour l'ecchymose. Le sang épanché au

niveau du foyer de la fracture se diffuse, se répand dans le voisinage pour y être résorbé.

Cette diffusion du sang, cette résorption se fait-elle plus rapidement que sous les bandages ? Nous avons les meilleures raisons pour le croire, les faits nous manquent pour l'affirmer.

Dans l'observation X, où il s'agissait d'une fracture de la malléole interne, intéressant une notable épaisseur du tibia, il existait en arrière et au-dessous de la malléole interne une ecchymose noirâtre très prononcée, indiquant un épanchement sanguin considérable ayant l'apparence d'une collection sanguine. Cet épanchement, à partir du jour où il a été massé, a disparu à peu près en perdant sa coloration noirâtre.

Ce fait a de l'importance. Il démontre qu'un épanchement sanguin, même considérable, peut être frictionné, massé, sans s'enflammer, résultat qui n'a rien qui doive nous surprendre si l'on tient compte de ce fait qu'aucune porte n'est ouverte pour l'introduction d'un germe pathogène. Si celle-ci existait, *si minime fût-elle*, la prudence la plus élémentaire exigerait de laisser le membre au repos.

Nous devons ajouter que n'ayant pas l'expérience suffisante pour être délivré de toute crainte, nous avons agi avec la plus grande prudence.

Température. — La température était prise deux fois par jour ; les frictions étaient douces au début du traitement et après la séance il était maintenu de la glace sur la région.

En pareil cas, la température prise localement pourrait rendre des services.

Nous ne pouvons malheureusement pas présenter de température locale ; en revanche, nous possédons deux tracés de température rectale prise sur deux malades atteints de fracture malléolaire.

Le premier appartient au malade de l'observation VIII ; on peut y voir que la température est restée absolument normale.

Le deuxième a trait au jeune Cherblanc (observation X),

il présente un notable intérèt en raison de l'énorme épanchement qui s'était fait au niveau de la fracture.

Un coup de pied de vache lui avait fracturé la malléole le 14 juillet 1887. Trois jours après la température était prise. Elle atteint 38° pendant les deux premiers jours, 38°,2 le troisième jour, puis revient à la normale.

Le massage n'a donc pas produit de fièvre traumatique digne d'être notée, car si notre dernier tracé porte 38°,2, c'est là un chiffre que l'on observe souvent à la suite des traumatismes sans plaie ; la lésion que portait le malade, l'épanchement qui s'était produit suffisent largement à l'expliquer.

Œdème consécutif, état du membre. — J'ajouterai enfin que l'œdème consécutif nous a paru réellement moins fréquent, ou mieux moins intense que chez les malades que nous avons vu traiter par l'immobilisation prolongée.

Les muscles ne sont pas atrophiés, et n'est-il pas permis de supposer que les os eux-mêmes doivent être soustraits à ces transformations que l'on voit dans les tumeurs blanches longtemps immobilisées.

Dans les lignes que l'on vient de lire, nous n'avons pas fait allusion à la fracture de la rotule ; cela tient à ce que ce nouveau cas nous paraît confirmer de tous points les réflexions dont nous avons fait suivre l'observation précédemment publiée par nous.

Avant d'énoncer les conclusions qui paraissent ressortir de l'exposé de nos observations et des considérations qui les suivent, nous croyons utile de revenir sur le *modus faciendi* qui a été adopté.

Le traitement par le massage, tel que nous l'avons employé ou par les manipulations thérapeutiques, comme on l'a encore appelé, comprend trois éléments :

1° Le massage ;

2° Les applications topiques ;

3° Les appareils de contention.

1° *Le massage.* — Le massage ne demande nullement

cette connaissance approfondie des divers temps auxquels on a donné les noms de frictions, effleurage, tapotement, etc., qui semblent transformer ces manœuvres fort simples en une véritable science occulte dont les arcanes ne seraient pénétrables qu'aux initiés.

Toutefois, l'indication du traitement peut être difficile à poser, et les règles à suivre pour l'appliquer demandent une attention beaucoup plus sérieuse que l'ancienne méthode des bandages inamovibles.

Pour masser une fracture juxta-articulaire, il faut avoir bien présente à l'esprit la topographie de la lésion, il faut être pénétré du but à obtenir, et j'ajouterai bientôt, il faut chez le malade et chez le chirurgien beaucoup de patience.

Faire rentrer dans la circulation les produits pathologiques épanchés dans le tissu sous-cutané, dans les gaînes, dans la synoviale, autour du foyer de la fracture, conserver aux tissus fibreux intermusculaires ou ligamenteux leur souplesse et leur forme, aux muscles leur force, leur élasticité et leur vie, tel est le but à obtenir.

Les manœuvres devront toujours être faites, en ayant soin de diriger les frictions de la périphérie vers le centre.

On commencera d'abord par de larges frictions qui feront disparaître l'œdème du tissu cellulaire sous-cutané. Ces frictions presseront sur le liquide, le refouleront de façon à le faire diffuser vers des régions de plus en plus éloignées du foyer de la lésion où il rentrera dans le torrent circulatoire.

Des pressions plus localisées seront faites ensuite le long des gaînes et des ligaments. Pareilles manœuvres seront pratiquées sur le pourtour de l'article, enfin et avec les plus grands ménagements au niveau de la fracture. Dans ce dernier point, les frictions qui, au début auront une certaine énergie, deviendront de plus en plus douces à mesure que l'on s'éloignera du moment où le traumatisme aura été produit et que l'on se rapprochera de celui où la fracture tendra à se consolider.

On imprimera après le massage quelques mouvements à l'articulation, de préférence ceux qui mobilisent le moins la fracture. Leur étendue sera progressivement et lentement augmentée, quand ils seront moins douloureux, dans les séances ultérieures.

Les articulations du voisinage ne seront pas oubliées.

Les muscles seront vigoureusement frictionnés et pétris entre les mains de l'opérateur.

Ces manœuvres provoquent facilement une vive douleur. Aussi les frictions, les pressions devront être faites avec la plus grande douceur, sinon le malade souffrira réellement et se révoltera contre ces pratiques.

A peine devra-t-on, au début de la séance, effleurer la peau sur une large étendue avec la paume de la main, et ce n'est que lorsque ces frictions légères seront bien tolérées que l'on augmentera la pression et qu'on les localisera, sur un point plus restreint à l'aide du pouce ou des autres doigts.

Pour que le massage soit bien supporté, il ne faudrait user d'un degré de force plus élévé que lorsque le degré employé auparavant cesse de provoquer de la douleur.

Quant à la durée de la séance, elle a varié de 20 minutes à 3/4 d'heure ; une à deux par jour.

2° *Applications topiques.* — Celles-ci sont utilisées, soit en même temps que les manœuvres, soit dans l'intervalle.

Pendant les manœuvres, c'est l'alcool camphré que nous avons employé. L'alcool camphré a-t-il une action spéciale résolutive ? Cette question a déjà été souvent discutée. Nous serions bien embarrassé pour formuler une opinion précise sur ce sujet qui nous paraît d'une importance secondaire. Nous avons employé cependant l'alcool camphré, à cause de cette action qui lui est souvent attribuée à tort ou à raison, et ensuite parce qu'il facilite les manœuvres. Répandu en abondance sur les téguments, il permet à la main de glisser, et en moins grande quantité il favorise pour les frictions plus fortes une certaine adhérence entre les téguments de la région malade et la main du masseur.

Après la séance, c'est à l'eau blanche fraîche ou à la glace qu'on a recours pour prévenir une réaction qui pourrait être

trop vive ou trop douloureuse. L'application de la glace, préconisée déjà dans le traitement de l'entorse, sera utilisée avec
profit dans le cas où il se sera produit un épanchement sanguin considérable.

En même temps l'éclosion de tout symptôme inflammatoire (nous n'en avons jamais observé) sera surveillé
soit par l'inspection de la région, soit par la température
générale et même locale.

3° *Les appareils.* — Les appareils employés par nous sont
les suivants :

Pour les fractures du radius, la gouttière de Genzmer et
Volkmann, avec main articulée.

Pour la fracture du cubitus, la gouttière de Volkmann avec
main placée de champ.

Pour les fractures du péroné, les gouttières en fer-blanc.

Enfin les bandes de flanelle avec de simples attelles de
bois.

Les appareils de Genzmer et Volkmann sont assez peu connus en France, ils mériteraient cependant de l'être davantage ; en tous cas, ils nous ont rendu de grands services pour
l'application de la méthode de massage.

Ils sont constitués par de petites gouttières peu profondes,
en bois de tilleul et par suite d'une grande légèreté.

Celle qui est utilisée dans les fractures du radius est mu-
nie d'une planchette représentant grossièrement la forme de
la main avec un sillon permettant de mieux fixer la bande,
planchette qui peut être mobilisée latéralement, tout en res-
tant inclinée par rapport à l'axe de la gouttière. Une vis à
pression la fixe dans la position choisie.

De cette façon, la position en flexion, pronation, avec
abduction ou adduction, est très facilement obtenue.

La réduction de la fracture opérée et le massage terminé,
le membre est entouré d'une couche de coton et enfin fixé
sur la gouttière à l'aide de quelques tours de bande.

Cela n'offre pas de difficultés. Le membre pourra être sorti
de l'appareil toutes les fois qu'on le désirera ; d'autre part,
dans les cas où l'on s'attacherait à une immobilisation plus

parfaite et plus prolongée, on l'obtiendra à l'aide de quelques tours de bande surajoutés. L'immobilisation est assurément moins complète que dans le bandage plâtré, mais elle sera suffisante dans le plus grand nombre des cas. Pour nous, il y a même là bien souvent un avantage fort appréciable.

L'appareil employé pour les fractures de l'avant-bras est du même genre ; ici seulement, la planchette contre laquelle la main sera appliquée est placée de champ, de telle sorte que le membre est fixé dans une position intermédiaire entre la pronation et la supination, position recherchée depuis longtemps dans le but d'écarter le plus possible les deux os de l'avant-bras.

Pour les fractures des malléoles avec tendance au déplacement, c'est la gouttière en fer-blanc qui a été utilisée, en ayant soin de laisser à découvert la région traumatisée pour faire les applications jugées utiles.

Mais la gouttière n'a été laissée que le temps nécessaire pour assurer la solidité, et l'on n'a pas tardé à lui substituer une simple bande de flanelle.

Les appareils que nous venons d'énumérer suffisent généralement à toutes les nécessités du traitement.

Est-ce à dire qu'il en soit toujours ainsi ?

Telle n'est pas notre manière de voir, bien que dans nombre de cas, où la nécessité d'appareils plus rigoureusement immobilisateurs paraît s'imposer au premier abord, on puisse cependant s'en contenter.

Dans le cas contraire, il faudra incontestablement avoir recours aux appareils habituels, les appareils plâtrés en particulier.

En résumé, cette méthode du massage. telle que nous l'avons employée, repose sur deux préceptes : l'immobilisation réduite à ses dernières limites, et des manipulations au niveau de l'articulation, de la fracture et du membre.

Cette immobilisation si peu complète a suffi pour assurer la consolidation de la fracture ; le massage a eu un heureux effet sur le rétablissement fonctionnel de l'articulation et du membre.

La durée du temps nécessaire pour la consolidation n'a pas été plus longue que dans les modes habituels de traitement, elle nous a même paru moindre dans certains cas. En outre, on peut le dire sans crainte, la durée du traitement a été diminuée d'une façon générale, puisqu'il n'y a pas eu cette phase de raideurs si longtemps prolongée qu'on observe parfois dans ce genre de fracture.

Le résultat définitif doit être attribué, pour la consolidation de la fracture, à une résorption plus hâtive du sang épanché autour du foyer et à l'absence de compression ischémiante qui peut gêner la formation du cal, et d'autre part atrophie les muscles. Enfin l'absence de raideur articulaire doit évidemment être rapportée à la résorption plus rapide des épanchements séreux ou sanguins et à l'absence d'immobilisation.

C'est dire que pour les fractures sans déplacement primitif, ou sans tendance au déplacement après la réduction opérée, nous préconisons formellement le traitement par le massage.

Restent les fractures avec tendance au déplacement. Ici le problème est plus complexe.

Il s'agit de faire bénéficier le malade des avantages du massage et de la mobilisation hâtive, tout en obtenant la consolidation dans la situation la plus parfaite possible.

Or, voici ce que M. le professeur L. Tripier se propose de faire dans l'avenir :

Dans les premiers jours qui suivent le traumatisme, il n'y a pas lieu de se préoccuper de la consolidation. Il faut hâter la résorption des produits pathologiques, et pour cela masser la région.

Plus tard, lorsque l'épanchement aura en grande partie disparu, et que, d'autre part, le travail de formation du cal aura commencé à se faire, un bandage rigoureusement contentif sera appliqué ; mais il ne sera maintenu que le temps strictement nécessaire pour assurer sa consolidation, ou mieux pour que le déplacement n'ait plus de tendance à se produire.

Cela fait, le membre sera débarrassé de son appareil et de nouveau massé et mobilisé. En sorte que le traitement d'une fracture avec déplacement comprendra trois temps : pendant le premier on se préoccupera uniquement de l'épanchement ; dans le deuxième (le plus court possible), on assurera la consolidation, enfin, en troisième lieu, le traitement mobilisateur sera repris à nouveau.

Une dernière question se pose : devra-t-on employer le massage quand on aura affaire à un sujet ayant des antécédents scrofuleux ou tuberculeux ; en d'autres termes n'est-il pas à craindre que chez des sujets prédisposés aux tumeurs blanches, le défaut d'immobilisation ne favorise le développement de ce redoutable accident ?

Cette question est d'autant plus importante que l'influence de l'entorse sur le développement de la tuberculose articulaire est hors de conteste. C'est là un fait que l'expérience de chaque jour nous rappelle trop souvent et dont l'expérimentation entre les mains de Max Schuller a donné la clef.

D'un autre côté l'immobilisation est le facteur le plus important du traitement de la tumeur blanche.

Malgré ces raisons, dont nous ne méconnaissons certes pas la valeur, nous avons quelque peine à incriminer le massage, tout au moins le massage entre des mains prudentes.

Sans doute, nous n'avons nullement la prétention de tirer une conclusion formelle sur ce point d'après les faits précédemment exposés ; ce serait leur demander ce qu'ils ne peuvent nous donner. Mais en revanche s'il est démontré que le traitement par le massage hâte la résorption des produits épanchés à la suite du traumatisme, ne sera-t-on pas en droit de considérer cette crainte comme basée sur un fondement peu solide ? Nous serions tenté de l'admettre. Au contraire, le traitement est-il mal dirigé, sans suite, sans régularité, en sorte que, l'on se contente de traumatiser à nouveau la région sans obtenir d'effet utile au point de vue de la résorption, tout en pratiquant de nouvelles effractions, si petites soient-elles ; d'autre part, laisse-t-on le malade faire de son membre un exercice prématuré qui distendra outre mesure les ligaments, fera de nouvelles déchirures, produira en quelque sorte de nouvelles entorses, des entorses à répétition, dirions-nous volontiers, ici le reproche reprend toute sa valeur.

Je dirai même que les insuccès des rebouteurs, qui ont conduit bien des malheureux à la résection ou à l'amputation, n'ont pas d'autre origine.

CONCLUSIONS.

1° Le massage appliqué au traitement des fractures juxta ou intra-articulaires ne mérite pas l'oubli et la réprobation dont il a été frappé jusqu'ici.

2° Le massage sans appareil immobilisateur doit être appliqué au traitement des fractures juxta et intra-articulaires sans déplacement.

3° Le massage favorise la résorption du sang épanché, et par cela même doit hâter le travail de consolidation.

En outre il a une influence des plus heureuses sur la récupération des fonctions du membre. En effet, il empêche l'organisation des produits plastiques, en même temps qu'il prévient l'atrophie musculaire due à l'immobilisation.

4° Les reproches que l'on peut adresser au massage sont les suivants :

A) *Le massage gêne la consolidation de la fracture.* — Nos observations permettent de rejeter cette opinion pour la plupart des fractures juxta-articulaires, ou, du reste, la mobilité est généralement peu marquée.

B) *Le massage peut entraîner de la déformation.* — Les appareils que nous avons indiqués suffisent en général pour la prévenir. Du reste, il serait toujours possible de recourir à des appareils plus contentifs (bandage plâtré), si la déformation menaçait de se reproduire.

Dans ce dernier cas, le traitement comprendra trois périodes : dans la première, on fera du massage, dans la deuxième on appliquera un appareil contentif jusqu'à ce que la déformation n'ait plus de tendance à se reproduire ; dans la troisième, on reviendra au massage et à la mobilisation.

c) *Le massage est douloureux.* — Ce reproche est absolument fondé, et il est certain qu'on rencontrera parfois, surtout chez les enfants, de grandes difficultés dans l'application. Néanmoins, nous croyons qu'en procédant avec douceur et ménagement, cette méthode pourra être utilisée chez eux, d'autant plus que la tolérance ne tarde pas à s'établir.

5° Toute effraction de la peau constitue une contre-indication formelle au traitement primitif par le massage.

6° Nos conclusions relatives aux fractures de la rotule (*Lyon Médical,* septembre 1886) doivent être maintenues : le massage pour les fractures simples, l'arthrotomie avec suture pour les fractures avec plaie pénétrante, sauf indication contraire résultant de circonstances spéciales.